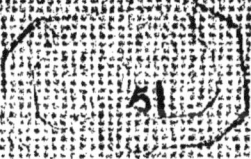

Des

Phlegmons de l'Orbite

consécutifs

aux Sinusites Frontales

Montpellier
Firmin, Montane et Sicardi

DES
PHLEGMONS DE L'ORBITE

CONSÉCUTIFS

AUX SINUSITES FRONTALES

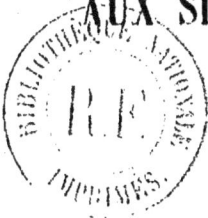

PAR

Raoul WEILL

DOCTEUR EN MÉDECINE

LAURÉAT DE FACULTÉ
EX-INTERNE DES HOPITAUX DE TARBES (1905-1906).

MONTPELLIER

IMPRIMERIE Gustave FIRMIN, MONTANE et SICARDI
Rue Ferdinand-Fabre et Quai du Verdanson

—

1907

PERSONNEL DE LA FACULTÉ

MM. MAIRET (✻) . . . . Doyen
SARDA . . . . Assesseur

Professeurs

Clinique médicale	MM. GRASSET (✻)
Clinique chirurgicale	TEDENAT.
Thérapeutique et matière médicale. . .	HAMELIN (✻)
Clinique médicale	CARRIEU.
Clinique des maladies mentales et nerv.	MAIRET (✻).
Physique médicale.	IMBERT.
Botanique et hist. nat. méd.	GRANEL.
Clinique chirurgicale.	FORGUE (✻)
Clinique ophtalmologique.	TRUC (✻).
Chimie médicale.	VILLE.
Physiologie.	HEDON.
Histologie	VIALLETON.
Pathologie interne	DUCAMP.
Anatomie.	GILIS.
Opérations et appareils	ESTOR.
Microbiologie	RODET.
Médecine légale et toxicologie	SARDA.
Clinique des maladies des enfants	BAUMEL.
Anatomie pathologique.	BOSC.
Hygiène.	BERTIN-SANS.
Clinique obstétricale.	VALLOIS.

Professeurs adjoints : MM. RAUZIER, DE ROUVILLE
Doyen honoraire : M. VIALLETON.
Professeurs honoraires :
MM. E. BERTIN-SANS (✻), GRYNFELTT
M. H. GOT, *Secrétaire honoraire*

Chargés de Cours complémentaires

Clinique ann. des mal. syphil. et cutanées	MM. VEDEL, agrégé.
Clinique annexe des mal. des vieillards. .	RAUZIER, prof. adjoint
Pathologie externe	SOUBEIRAN, agrégé
Pathologie générale	N...
Clinique gynécologique.	DE ROUVILLE, prof. adj.
Accouchements.	PUECH, agrégé lib.
Clinique des maladies des voies urinaires	JEANBRAU, agr.
Clinique d'oto-rhino-laryngologie	MOURET, agr. libre.

Agrégés en exercice

MM. GALAVIELLE	MM. JEANBRAU	MM. GAGNIERE
RAYMOND (✻)	POUJOL	GRYNFELTT Ed.
VIRES	SOUBEIRAN	LAPEYRE
VEDEL	GUERIN	

M. IZARD, *secrétaire.*

Examinateurs de la Thèse

MM. HÉDON, *président.*	MM. VIRES, *agrégé.*
GRANEL, *professeur.*	SOUBEIRAN, *agrégé.*

A MON ONCLE CHARLES WEYLL
et A MA TANTE BERTHE

Témoignage d'une affection très profonde
et d'une vive gratitude.

A MA COUSINE, MADAME ROSENFELD

Hommage de sympathie

A TOUS MES PARENTS

A MES AMIS

R. WEILL.

AVANT-PROPOS

A l'heure où vont s'ouvrir toutes grandes, devant nous, les portes de notre belle faculté montpelliéraine laissant entrevoir, au loin, l'horizon splendide de la liberté, naît au plus intime de notre être et monte comme un essain bruyant les souvenirs intenses de ce qui est déjà le passé et le regret des choses qui ne seront plus.

Comme l'oiseau qui quitte son nid bien chaud et bien doux, pour s'envoler dans l'immense azur fluide qui le fascine, nous arrivons nous-même à cet instant fécond d'espoirs et de rêves entrevus où, suffisamment armé contre les rigueurs de l'existence, nous entrons courageusement en elle l'âme droite, le cœur résolu, la tête haute ! Mais, d'où nous vient cette énergie, cette ardeur capable de vaincre les plus cruelles difficultés sinon de ceux qui nous en ont les premiers donné l'exemple, qui nous ont dirigé si intelligemment dans nos études médicales, qui nous ont sans cesse entouré des marques les plus touchantes et les plus vraies d'une bien-veillance et d'un dévouement au des us de tout éloge ? Notre cerveau parviendrait-il à trouver les termes véhéments qui seuls pourraient exprimer de nos sentiments la force et le degré que notre voix, hélas ! serait encore bien faible pour donner la mesure exacte de leur expression. Mais qu'im-porte ! le ruisselet ne joint-il pas son murmure à la voix du torrent qui gronde pour chanter à la Nature triomphante son éternel hymne d'amour ?...

A tous, maîtres vénérés de la faculté de Toulouse : Messieurs les professeurs Charpy, Tourneux, Abelous, Frenkel, Baylac et Bauby et vous, nos tout aussi illustres maîtres de la faculté de Montpellier : Messieurs Vires et Soubeyran, que nous avons plus particulièrement connus, qui nous avez enseigné en toute circonstance le culte de cette science faite d'abnégation et à laquelle nous consacrerons désormais le meilleur de nous-même, à tous, nous apportons ici l'hommage ému de notre profond dévouement et de notre parfaite gratitude.

Il est encore un nom trop bien fixé à notre mémoire pour qu'il nous soit possible de le taire : c'est celui de M. Louis Duplan, docteur en médecine à Tarbes. Ami sûr et conseiller éclairé, il a bien voulu pendant notre année d'internat à l'hôpital de cette ville se charger de notre enseignement obstétrical ; nous lui disons sincèrement merci.

Et maintenant qu'il nous soit permis d'inscrire au bas de cette liste remplie de noms respectueusement admirés, ceux de MM. Abadie Bernard, Marguliès et Karoubi que l'amitié nous a rendus particulièrement chers. Tour à tour confidents de nos joies et aussi quelquefois de nos amertumes, ils ont su à nos yeux grandir les unes et atténuer les autres. Aussi conserverons-nous de ces amis loyaux et délicats le plus attachant des souvenirs, comme un parfum pénétrant des douces évocations de la jeunesse.

Dès lors, comment s'étonner du conflit qui s'élève en nous, à cette heure vraiment décisive ; regrets et espérances nous assaillent, les uns torturant notre âme, les autres la faisant ardemment vibrer. Cependant au dessus de ce combat dont les événements seuls nous assureront le dénouement une aile passe, nous effleure, apaisante et consolatrice : c'est le souvenir.

INTRODUCTION

Si l'on considère les rapports intimes, directs ou indirects, qui unissent le sinus frontal à l'orbite, on comprendra aisément la facilité avec laquelle une inflammation du sinus frontal pourra se propager à l'orbite.

Aussi, estimons-nous qu'il est indispensable de placer en tête de ce travail un premier chapitre d'anatomie établissant les rapports entre le sinus frontal et la cavité orbitaire.

Dans un deuxième chapitre, nous décrirons rapidement l'étiologie et l'anatomie pathologique des sinus frontaux, et nous insisterons sur la symptomatologie qu'il faut connaître à fond. Un phlegmon orbitaire se déclare-t-il, très probablement nous le diagnostiquerons ; mais si nous ne connaissons pas parfaitement la symptomatologie de la sinusite, nous ne saurons pas remonter à la cause de ce phlegmon, et partant, ce dernier sera défectueusement traité puisqu'on ne s'attaquera pas à ce qui l'a déterminé.

Dans un troisième chapitre, nous abordons les complications orbitaires des sinusites frontales : ostéo-périostites aiguës et chroniques. Il était de notre devoir de décrire minutieusement ces ostéo-périostites de la voûte orbitaire, car ce sont elles qui engendrent la plupart du temps le phlegmon. Que de fois même, on a confondu et on confond encore une ostéo-périostite de la voûte avec un phlegmon orbitaire !

Or, ces ostéo-périostites sont rarement primitives. Elles sont elles-mêmes la conséquence de la sinusite frontale.

Enfin, dans un quatrième et dernier chapitre, nous abordons en détail la grave complication de la sinusite : le phlegmon orbitaire, sa symptomatologie et ses complications, son diagnostic, son pronostic et son traitement.

Pour terminer ce travail, nous publions un certain nombre d'observations, parmi lesquelles certaines sont encore inédites.

R. WEILL.

DES
PHLEGMONS DE L'ORBITE

CONSÉCUTIFS

AUX SINUSITES FRONTALES

CHAPITRE PREMIER

NOTIONS INDISPENSABLES D'ANATOMIE NÉCESSAIRES A L'ÉTUDE DU SUJET

ANATOMIE DES SINUS FRONTAUX.

Les sinus frontaux sont deux cavités affectant la forme d'une pyramide triangulaire, à sommet supérieur et à base inférieure. Ils sont creusés dans l'épaisseur du frontal et séparés l'un de l'autre par une cloison médiane. Ils s'ouvrent dans les fosses nasales, dont ils ne sont que des diverticules au même titre que les sinus sphénoïdaux, les sinus maxillaires et les cellules ethmoïdales. Il est classique de considérer aujourd'hui avec Steiner, Killian, Hartmann, Sieur et Jacob, Mourel, les sinus frontaux comme dus à l'extension d'une cellule ethmoïdale dans l'épaisseur du frontal. De plus, la cellule ethmoïdale qui forme le sinus n'est pas toujours la même et par conséquent, l'orifice excréteur du sinus n'occupe pas tou-

jours la même place et n'est pas toujours à l'extrémité de la
gouttière de l'infundibulum. Le cathétérisme du sinus frontal
ne saurait donc être une manœuvre bien réglée.

Généralement les sinus frontaux sont au nombre de deux,
l'un droit, l'autre gauche, séparés l'un de l'autre par une
cloison antéro-postérieure. Mais, étant donné que le sinus
frontal n'est, somme toute, qu'une cellule ethmoïdale logée
dans l'épaisseur du coronal, et la variabilité de développement des cellules ethmoïdales, on peut prévoir que dans certains cas une ou plusieurs de ces cellules ethmoïdales constituent de véritables sinus frontaux supplémentaires. Les recherches anatomiques du professeur Mouret établissent d'une
façon indiscutable la réalité de la fréquence relative des sinus
frontaux supplémentaires. Sur 80 pièces, il a trouvé 7 sinus
supplémentaires très grands. Mais on trouve plus souvent des
sinus supplémentaires de grandeur moyenne, représentés par
une bulle frontale postérieure assez développée.

Ceci étant dit, admettons pour la commodité de la descrip-
tion anatomique l'existence de deux sinus frontaux seulement.
Ils sont séparés, avons-nous écrit, par une cloison antéro-postérieure ordinairement très mince, quelquefois épaisse lorsque les sinus sont de faible dimension, et qui est presque
toujours complète. Il arrive parfois que la cloison étant per-
forée, les sinus communiquent. Mais cette communication
entre les deux cavités sinusales est plutôt rare. Lothrop a examiné à ce point de vue 180 sujets et n'a constaté cette communication que deux fois. On peut se demander si la communication n'est pas d'ordre pathologique.

La cloison intersinusale médiane à son origine se dévie très
souvent d'un côté ou de l'autre, au fur et à mesure qu'elle se
rapproche de la partie supérieure du sinus. Il est utile de
connaître ce fait, car il explique que dans la trépanation fron-

tale, on ait ouvert quelquefois le sinus du côté opposé à la
lésion.

Très variables suivant les sujets, on peut rencontrer des
sinus de dimensions moyennes (20 à 25 millimètres de hau-
teur sur 25 à 27 millimètres de largeur) ; de grands sinus qui
s'étendent parfois jusqu'à l'apophyse orbitaire externe et qui
sont d'un accès facile par la région frontale. Enfin, de petits
sinus (surtout chez la femme) et qui n'offrent pas de rapports
avec la région fronto-sourcilière, mais seulement avec l'angle
supéro-interne de l'orbite. Ils ne sont donc abordables que par
la voie orbitaire.

Cavité du sinus frontal ; son revêtement. — La cavité du
sinus frontal est très irrégulière. Souvent, et cela plus particulièrement dans les grands sinus, cette cavité est subdivisée
par des cloisonnements incomplets qui constituent des loget-
tes. Selon le mot très juste de Testut et Jacob, ce sont « des
foyers de rétention » pour le pus en cas de sinusite aiguë,
« des nids à fongosités » en cas de sinusite chronique.

Normalement, la cavité des sinus ne renferme que de l'air.
Aussi, lorsque un traumatisme, une fracture ont mis cette
cavité en communication avec les régions avoisinantes, cons-
tate-t-on l'infiltration de l'air dans les tissus : d'où production
d'emphysème sous-cutané. La muqueuse est constituée d'une
couche profonde formée par le périoste, le tissu conjonctif et
d'une couche dermo-épithéliale. Cette muqueuse qui
n'est qu'un prolongement de la pituitaire est peu adhérente
au squelette. Très mince à l'état normal, elle renferme de
nombreuses glandes à mucus qui s'écoule dans les fosses nasales par le canal naso-frontal. Si ce canal est oblitéré, les
sécrétions ne s'écoulent plus, restent et s'accumulent dans les
cavités sinusales : d'où production d'une mucocèle, tumeur
aseptique, indolore, à marche lente. Que ces sécrétions vien-

nent à s'infecter, elles donnent naissance à un empyème, tumeur douloureuse, à marche rapide s'accompagnant de phénomènes inflammatoires aigus.

Les artères de la muqueuse proviennent de la sphéno-palatine et de l'ethmoïdale antérieure. Les veines vont se déverser dans les ethmoïdales et la sphéno-palatine, la veine ophtalmique, la sus-orbitaire, la frontale et même le sinus longitudinal supérieur.

« Les veines sont en communication par des rameaux per-
» forants qui traversent les parois osseuses du sinus, en
» avant avec les veines sous-cutanées, en bas avec les veines
» de l'orbite, en arrière avec les veines intra-crâniennes. Il
» doit en être de même, sans doute, des lymphatiques. Ainsi
» s'explique la possibilité, au cours d'une sinusite frontale,
» d'une infection extra ou intra-crânienne sans perforation
» de la paroi osseuse correspondante (Testut et Jacob). »

Les nerfs proviennent du nasal externe.

Etude sommaire des parois et rapports des sinus frontaux. — Puisque chaque sinus frontal a la forme d'une pyramide triangulaire, il nous offre à considérer trois parois (antérieure, postérieure et interne), un sommet et une base.

A) Paroi antérieure. — La paroi antérieure du sinus frontal ou face chirurgicale est sous-cutanée puisque les plans superficiels de la région sourcilière la recouvrent. Sieur et Jacob limitent cette paroi antérieure par une ligne verticale qui passerait à 2 centimètres en dehors de la ligne médiane, et en haut par une ligne courbe à concavité inférieure réunissant par leur milieu les deux arcades sourcilières, et coupant la suture médio-frontale à 2 ou 3 centimètres au dessus de l'épine nasale.

Stanculeanu fait observer que dans les cas de petits sinus, il n'y a pas de face antérieure sinusale. En trépanant dans l'aire du trapèze ainsi délimité on pénétrerait toujours dans la cavité sinusienne. Malheureusement, les choses ne se passent pas toujours ainsi, car il résulte des recherches de Sieur et Jacob, que dans la proportion de 31,8 pour 100, le sinus n'offre aucun rapport avec la paroi antérieure du frontal. En d'autres termes, le sinus frontal n'a pas de paroi antérieure : il répond uniquement à l'angle supéro-interne de l'orbite. Par conséquent, en trépanant par cette voie, on s'expose à pénétrer dans le crâne au lieu de pénétrer dans le sinus.

B) Paroi postérieure. — Cette paroi postérieure ou crânienne est très mince, formée d'un millimètre et demi d'os compact. Elle est en rapport avec les méninges, l'origine du sinus longitudinal, et la pointe du lobe frontal. Sa minceur et les nombreux vaisseaux et lymphatiques qui la perforent expliquent suffisamment les complications méningitiques, qui surviennent parfois au cours des sinusites frontales.

C) Paroi interne. — C'est la cloison qui sépare les deux sinus.

D) Sommet. — Les parois antérieure et postérieure en se réunissant forment un angle dirigé en haut. C'est le sommet de la pyramide triangulaire. Cet angle peut être cloisonné par des lames incomplètes.

E) Paroi inférieure. — Cette paroi est orbito-ethmoïdale ; c'est le plancher du sinus. Elle comprend une partie naso-ethmoïdale et une partie externe orbitaire.

a) La portion nasale du plancher est constituée la plupart du temps presque complètement par la voûte des cellules ethmoïdales. Lorsque ces cellules sont très développées, elles peuvent faire, en refoulant cette portion interne du plancher, une saillie dans la cavité sinusale. Ces saillies sont les bulles

frontales (Zuckerkand) ; elles sont souvent au nombre de
quatre : l'une interne qui, « lorsqu'elle existe, se présente en
général sous forme de saillie oblongue, appliquée à la partie
inférieure de la cloison inter-sinusienne, surmontant et mas-
quant plus ou moins l'orifice du sinus » (Mouret) ; les autres
antérieures et externes, fréquentes ; enfin, la dernière qui est
la bulle frontale postérieure. Celle-ci ne manque jamais. Si
elle prend un développement considérable, elle constitue alors
un sinus supplémentaire dont nous avons parlé tout à l'heure.

b) La portion externe ou orbitaire du plancher sinusal est
d'une minceur extrême. « Un coup d'ongle », comme dit Poi-
rier, peut la briser. Très peu résistante à l'infection par suite
de cette minceur, elle se nécrose rapidement. Ce segment orbitaire ou externe du plancher du sinus est toujours situé au-
dessus de l'apophyse montante du maxillaire supérieur ou
de l'unguis. Ce fait est important à connaître, car on est toujours certain en trépanant à ce niveau d'entrer dans le sinus
frontal.

Quant au canal naso-frontal, il met en communication la
cavité sinusale avec le méat moyen ou deuxième méat. Le
canal naso-frontal a ordinairement une longueur de 2 centi-
tres, un diamètre transversal de 3 ou 4 millimètres ; aplati
transversalement, il se dirige de haut en bas, de dehors en
dedans et d'avant en arrière. Son cathétérisme, imaginé en
1887 par Jurasz, qui eut beaucoup de vogue à cette époque,
est maintenant très peu employé.

Triste destinée de beaucoup d'inventions ! La direction du
canal naso-frontal continue la direction de la gouttière unci-
formo-bullaire, de telle façon que le pus venant du sinus frontal chemine le long de la gouttière et va infecter le sinus maxillaire, produisant ainsi fatalement le complexus morbide : une
sinusite fronto-maxillaire.

Ce conduit fronto-nasal est, non pas un canal au sens précis du mot, mais bien, selon l'heureuse expression de Mouret, « une partie intra-ethmoïdale du sinus, variable d'ailleurs dans sa situation et dans ses dimensions ».

Paroi orbitaire (paroi ophtalmologique). — Elle a une forme triangulaire à base antérieure qui répond à la moitié interne du rebord orbitaire, à sommet postérieur qui s'étend à une distance variable vers le fond de l'orbite.

Sa face supérieure est convexe, garnie de rugosités, criblée de petits pertuis, sa face inférieure concave et lisse est en rapport avec l'œil. Elle est délimitée à sa partie antérieure par le rebord orbitaire. Ce dernier présente, à 1 centimètre et demi en moyenne, en dehors de l'angle supéro-interne de l'orbite, une échancrure souvent convertie en trou par un pont osseux ; c'est l'échancrure sus-orbitaire livrant passage aux vaisseaux et nerfs sus-orbitaires.

A 5 ou 6 millimètres en dessous du rebord orbitaire supérieur et 1 millimètre et demi derrière le rebord antérieur de la face interne de l'orbite se trouve une fossette destinée à l'insertion du muscle grand oblique : c'est la fovea trochlearis.

La paroi orbitaire du sinus frontal est d'une minceur extrême. C'est pourquoi elle se laisse facilement perforer par le pus dans la sinusite frontale.

Kuhnt a décrit les points de prédilection de ces perforations au niveau du passage des gros troncs veineux : 1°) dans l'angle supéro-interne de l'orbite, un peu en arrière et au dessous de la fovea trochlearis ; 2°) derrière l'incisure sus-orbitaire ; 3°) dans les grands sinus, un troisième point à l'union du tiers moyen et latéral du toit orbitaire. C'est par la voie orbitaire que les chirurgiens et les ophtalmologistes ont pour la première fois trépané le sinus frontal. Préconisée de nou-

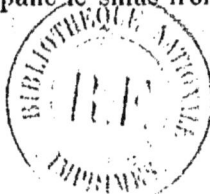

veau en 1893 par Jansen, cette voie a trouvé de chaleureux partisans dans Sieur et Jacob. Ces anatomistes ont trouvé que 1 fois sur 3 le sinus frontal était tout entier logé dans l'angle-supéro interne de l'orbite. Il faudra par conséquent recourir souvent à la trépanation orbitaire.

CHAPITRE II

L'empyème du sinus frontal n'est pas une affection rare. De nombreux travaux ont été publiés se rapportant à ce sujet, mais il ne ressort pas de ces travaux une étiologie très nette de ces sinusites. C'est qu'en effet, les causes des sinusites frontales sont souvent obscures. Le malade se croit atteint de rhume chronique, ou encore, il va consulter les ophtalmologistes pour les phénomènes oculaires ou palpébraux qu'il présente.

Les causes déterminantes peuvent être des traumatismes, des fractures, des corps étrangers : insectes, vers entrés par les fosses nasales. Castex dans son article sur « les maladies des sinus frontaux dans le Traité de chirurgie de Le Dentu et Delbet, cite le cas déjà rapporté par Mackenzie d'un général français atteint à Waterloo d'une balle qui pénétra dans le sinus en traversant l'orbite. Douze ans, elle y demeura sans occasionner le moindre accident, mais une nuit, le général éprouva la sensation d'un corps qui passait de son nez dans son pharynx et il rejeta le projectile par la bouche.

D'autres causes déterminantes seront les pyrexies, la scarlatine, la grippe, l'érysipèle, la rougeole tout spécialement parce qu'elle envahit plus que les autres la muqueuse nasale (observ. II).

«L'infection syphilitique ou tuberculeuse entre rarement en cause, et la sinusite qui en dépend constitue, non le fond de la maladie, mais un épiphénomène du processus ostéitique voisin. » (Panas.)

Mais de toutes les conditions étiologiques, la plus importante est incontestablement le coryza chronique simple ou ozéneux, surtout si au voisinage de l'infundibulum, il s'ajoute des productions adénoïdes. Pour qu'il y ait suppuration du sinus, deux conditions sont indispensables :

1° L'oblitération temporaire du canal naso-frontal par gonflement de la muqueuse ;

2° L'infection microbienne du secretum.

On nous permettra en passant, d'établir une analogie entre le rôle de la cavité close dans l'appendicite et la cavité sinusale oblitérée par le gonflement de la muqueuse naso-frontale. Il est un fait incontestable : lorsqu'on transforme expérimentalement en une cavité close, une anse intestinale, comme la fait Klecki, ou un appendice, comme l'a réalisé Josué, les microbes normaux exaltent leur virulence. Il en est certainement de même pour la cavité des sinus. Dans notre observation I, nous relatons un point très intéressant, à savoir que tous les désordres oculaires ont eu leur maximum d'intensité le jour où le malade n'a plus mouché de pus : par conséquent, le jour où le canal naso-frontal s'est oblitéré !

Très souvent, il existe en même temps que de la sinusite frontale, de la sinusite maxillaire. Ce qui se comprend aisément, étant donnée la proximité, dans le méat moyen, de l'orifice du canal naso-frontal et de l'ostium maxillaire. L'infection a pu se faire de haut en bas, du sinus frontal dans le sinus maxillaire. Il est une autre maladie qui est toujours présente dans la sinusite frontale chronique, c'est l'ethmoïdite. Ce qui n'a rien d'étonnant, étant donnés les rapports étroits de l'ethmoïdite avec le canal naso-frontal et le plancher du sinus dans son tiers interne. L'infection du sinus frontal peut aussi avoir été propagée de bas en haut, du sinus maxillaire vers le sinus frontal. Luc a démontré le danger qu'il y avait de faire des injections trop violentes dans le sinus frontal, après ponction dans le méat inférieur.

Nous mentionnerons encore dans ce paragraphe très sommaire sur l'étiologie des sinusites frontales une cause dont il est question dans plusieurs observations : ce sont les chutes ou les coups sur la région fronto-orbitaire, survenus plus ou moins longtemps avant la collection purulente. Nous possédons une observation de sinusite sphénoïdale qui nous a été communiquée par le docteur Valois, ophtalmologiste à Nevers. Le point de départ de cette sinusite était une chute sur le nez que le malade avait fait en patinant sur la glace.

CONSIDÉRATIONS ANATOMO-PATHOLOGIQUES.

A l'ouverture du sinus atteint d'empyème, on voit tout d'abord s'échapper un liquide de quantité très variable, qui est tantôt muco-purulent, épais, jaunâtre, tantôt de couleur foncée ou verte. Inodore quelquefois, il est assez souvent d'une fétidité extraordinaire, quand l'empyème a succédé à une rhinite atrophique, ou qu'il existe une nécrose osseuse. La muqueuse est d'un rouge livide et boursouflée. Les plis qu'elle forme contribuent à rendre le sinus spacieux. Pour peu que l'affection passe à l'état chronique, la muqueuse s'épaissit ; elle devient fongueuse, subit la transformation polypoïde, aussi bien dans la cavité du sinus que dans le canal naso-frontal. Ce dernier peut être obstrué complètement, comme nous l'avons dit précédemment, et l'empyème frontal devient fermé. Il peut aussi exister de l'ostéite du frontal. La paroi antérieure, très épaisse, présente un gonflement plus ou moins considérable, parfois une perforation qui détermine un abcès sous-cutané. Les deux autres parois, inférieures et postérieures, se perforent plus fréquemment. D'où infiltration de la paupière supérieure, phlegmon sous-orbitaire. S'il s'agit de la paroi postérieure, on observera les symptômes de la méningite, le jour où la dure-mère se laissera perforer à son tour. Dans d'autres cas, il s'établit un abcès du lobe frontal. M. le Dr Cognard a remarquablement étudié cette question dans sa thèse, Des abcès endocrâniens consécutifs aux ostéopériostites et phlegmons de l'orbite. Enfin, dans certains cas, et surtout dans les formes chroniques, le sinus contient à peine quelques gouttes de muco-pus. On rencontre un simple état morbide de la muqueuse, qui devient boursouflée et fongueuse.

SYMPTOMATOLOGIE DES SINUSITES FRONTALES AIGUËS ET CHRONIQUES

On peut diviser les symptômes des sinusites, aussi bien aiguës que chroniques, en trois ordres : les signes de présomption, les signes de probabilité et les signes de certitude.

Signes de présomption. — Le premier symptôme qui attire l'attention est la rhinorrhée qui se présente sous l'aspect d'un écoulement purulent, parfois sanguinolent dans les sinusites aiguës, irrégulier, qui ne cesse pas complètement pendant la nuit. Le Dr Avellis dit l'avoir vu aussi souvent bilatérale qu'unilatérale : la sinusite aiguë ne possède donc pas le grand élément de diagnostic que l'unilatéralité apporte à la sinusite chronique pour en distinguer l'écoulement de celui qui provient de toute autre cause ; cependant, même dans les formes aiguës, la rhinorrhée unilatérale donnera au dia-

gnostic une fermeté plus grande que la rhinorrhée bilatérale.

Le caractère irrégulier de l'écoulement aigu n'autorise pas
à diagnostiquer une rhinorrhée maxillaire d'une rhinorrhée
ethmoïdo-frontale comme dans les cas chroniques où la première est intermittente et la seconde continue.

Après la rhinorrhée, un symptôme important est la douleur. Dans les sinusites aiguës, c'est une sensation très douloureuse de rétention, de compression et de tension siégeant
dans le sinus atteint, soit dans la région interne de l'orbite,
soit vers le fond de cette même cavité. Si le malade tousse,
ces douleurs peuvent augmenter. Il peut en être de même si
le patient se mouche ou penche la tête en avant. La douleur
peut aussi affecter dans les formes chroniques de la sinusite
frontale une ressemblance avec la douleur névralgique. Le
siège de ces douleurs spontanées est parfois très étendu ;
il arrive qu'elles envahissent une partie du cuir chevelu. Ces
douleurs ne manquent jamais lorsqu'on détermine une pression avec le doigt, au niveau de l'angle supéro-interne de l'orbite, de bas en haut. Disons tout de suite qu'une douleur pro-
voquée en un point très limité, au niveau de l'os lacrymal,
appartient à l'ethmoïdite antérieure. Les douleurs névralgiques ne sont pas liées exclusivement aux maladies du sinus
frontal ; la sinusite sphénoïdale peut, par irritation du gan-
glion sphéno-palatin, provoquer des douleurs sous-orbitaires
aiguës semblables à celles de la sinusite maxillaire.

Un troisième symptôme, et qui appartient exclusivement
aux cas aigus, est l'œdème de la région frontale au-dessus
du sinus. C'est un œdème mou, parfois rouge foncé, plus ou
moins considérable.

Un autre signe des sinusites, la cacosmie subjective, c'est-
à-dire perçue par le patient lui-même, est du ressort des cas

chroniques. Le pus de la sinusite aiguë est, au contraire, à
peu près sans odeur.

Tous les symptômes que nous venons de décrire peuvent
s'observer dans les cas de sinusite chronique et dans les cas
légers de sinusite aiguë. D'autres accidents plus généraux
n'apparaissent que dans les cas graves. Fièvre assez forte,
à exacerbations vespérales, 38°, 39° et même 40°. Le malade
s'alite, éprouve un malaise profond, et est plongé dans un
état d'apathie et de torpeur intellectuelle semblable à celui
de la fièvre typhoïde ; il demande le silence. On observe encore des accidents du côté des fonctions digestives : nausées,
vomissements. Et cela n'est pas étonnant, car le malade dé-
glutit constamment du pus.

Signes de probabilité. — Lorsque l'affection siège dans le
sinus frontal, la rhinoscopie antérieure permet de constater
le pus dans le méat moyen. Si, avec un tampon d'ouate, on
enlève ce pus, on le voit réapparaître aussitôt même quand
il s'agit de sinusite maxillaire ; mais, si après un lavage qui
débarrasse plus complètement le méat moyen, le pus repa-
raît immédiatement, il s'agit de sinusite frontale ou d'ethmoïdite antérieure, car, dans la sinusite maxillaire, il faut attendre au moins un quart d'heure pour que le pus ait le temps
de remplir de nouveau la cavité au point d'en atteindre l'orifice.

L'épreuve de l'éclairage par transparence, de la transillu-
mination, n'est pas à dédaigner. C'est le signe de Vohsen ;
il consiste à placer la lampe à incandescence aussi profondé-
ment que possible dans l'angle supéro-interne de l'orbite ; la
région moyenne inférieure du front s'éclaire si le sinus est
vide et reste obscure s'il contient du pus.

Signes de certitude. — Le lavage explorateur est un excel-
lent signe pour les sinusites maxillaires et sphénoïdales, dé-

plorable pour les sinusites fronto-ethmoïdales. En effet, l'ouverture exploratrice du sinus frontal est trop dangereuse pour
être employée ; deux voies seraient possibles : l'une, externe,
par la paroi inférieure qui est la plus mince, serait inévitable-
ment suivi de phlegmon de l'orbite puisque le pus, s'écoulant
continuellement par cet orifice inférieur, se répandrait dans
le tissu cellulaire de la région ; l'autre, interne, par les fosses
nasales, expose, si la moindre déviation de l'instrument se
produit, à sa pénétration dans la cavité crânienne, suivie de
méningite purulente.

En réalité, pour la sinusite frontale, les signes de présomption et de probabilité doivent seuls entrer en ligne de compte,
et ils sont assez importants et nombreux pour permettre de
poser un diagnostic exact.

De façon absolue, si l'on est appelé à diagnostiquer la sinusite frontale pour une complication quelconque de celle-ci, il
faut songer à regarder ou à faire regarder le nez et les sinus
accessoires de son client.

Ainsi disparaîtront, pour ne prendre que les complications
oculaires, toutes ces amauroses, ces rétrécissements du champ
visuel qui n'ont aucune étiologie et qu'on rattache à une maladie générale, faute de mieux.

CHAPITRE III

COMPLICATIONS ORBITAIRES DES SINUSITÉS FRONTALES

On divise les lésions inflammatoires de l'orbite en inflammation des parois ou ostéo-périostite, inflammation du tissu cellulo-adipeux ou phlegmon de l'orbite, en phlébite ordinaire et en inflammation de la capsule de Tenon ou ténonite. Remarquons toutefois avec le docteur Salva que « la ténonite, si tant est qu'elle se rencontre à la suite de sinusite, n'est jamais que consécutive au phlegmon de l'orbite ».

Il n'est pas très rare de voir évoluer en même temps chacune des lésions inflammatoires dont nous venons de parler. Une ostéo-périostite aiguë de la paroi inférieure du sinus frontal peut continuer à suppurer alors que le phlegmon orbitaire se manifestera avec toute son intensité.

1° *Ostéo-périostite aiguë.* — Cette forme s'annonce par des phénomènes généraux, une fièvre élevée, des frissons et des vomissements. La mort peut survenir en peu de jours par propagation de l'inflammation aux méninges. On comprendra qu'en raison de la minceur extrême de la paroi inférieure du sinus frontal, celle-ci se laisse facilement perforer par le pus, surtout si le canal naso-frontal est oblitéré. Dans ces conditions, le pus envahira la cavité orbitaire en produisant un phlegmon de l'angle supéro-interne avec un œdème des paupières très vaste, un chémosis très marqué, une déviation du globe de l'œil, une rougeur érysipélatoïde de la racine du nez. Ce n'est pas le phlegmon total de l'orbite, mais cette forme aboutit souvent au phlegmon total et aux inflammations des méninges.

Lorsque l'ostéo-périostite aiguë a été très vive, le périoste et le tissu osseux de la paroi orbitaire sont complètement détruits et de gros séquestres flottent dans le pus. La paroi orbitaire et le sinus sont définitivement en communication.

Cette affection est assez facilement confondue avec le phlegmon de l'orbite. Pour le diagnostic on s'appuiera surtout sur la direction de l'exophtalmie, qui est latérale dans l'ostéo-périostite et moins prononcée que dans le phlegmon. De plus, le chémosis est tardif, limité. Seule la paupière supérieure est très gonflée dans l'ostéo-périostite, tandis que dans le phlegmon toutes deux sont atteintes également. Les mouvements oculaires sont à peu près abolis dans le phlegmon, tandis qu'ils sont relativement possibles dans la périostite, mais toujours dans le sens opposé à la lésion.

Quant au diagnostic avec la ténonite aiguë, il est simple parce qu'il est basé sur ce fait que dans la ténonite, le gonflement est limité aux paupières et n'atteint pas le rebord orbitaire, lequel est indolore.

Enfin, l'exophtalmie est directe et le chémosis séreux très prononcé.

Ostéo-périostite chronique. — La forme chronique, bien décrite par Sichel, est plus fréquente que la précédente ; la syphilis en est une cause commune, ainsi que la tuberculose. Mais, l'ostéo-périostite chronique succède souventes fois aux empyèmes du sinus, surtout à celui du sinus frontal et, comme le dit M. le professeur Panas dans son Traité des maladies

des yeux : « L'origine sinusique est tellement fréquente, qu'à
peu d'exceptions près les prétendues périostites et caries du
rebord orbitaire supérieur rentrent dans l'histoire de l'inflammation du sinus frontal. Il en est autrement des caries et des
fistules de l'os malaire, dérivant presque toujours de la
tuberculose de cet os et des exostoses et périostoses du grand
angle consécutives aux gommes syphilitiques et à la strume
naso-lacrymale ».

Dans cette forme chronique de l'ostéo-périostite les symptômes généraux sont peu marqués : la douleur est très sup-
portable et se localise au point malade. Il se forme au niveau
du rebord orbitaire ou dans la profondeur une tumeur circonscrite, tendue, peu élastique, assez dure. Cette tumeur
déplace l'œil, en bas et en dehors, si elle siège sur le rebord
supéro-interne.

Souvent le globe oculaire est exophtalmié. Sa motilité en
haut et en dedans est amoindrie, il y a parfois de la diplopie
par abaissement de l'œil ou par compression musculaire, et
un peu de larmoiement.

Ce qui fait rarement défaut, c'est l'œdème de la paupière
supérieure, le ptosis et du chémosis palpébral et bulbaire.

Lorsque cette tumeur vient à s'abcéder (et il en est ainsi
presque toujours) le pus se fait jour vers l'extérieur : un
abcès de la paupière se forme et s'ouvre bientôt.

La propagation de ce pus au tissu cellulo-graisseux de l'orbite est une rareté, comme d'ailleurs les complications du
côté des méninges et du cerveau.

Ostéo-périostite consécutive à la sinusite frontale. — La
paroi osseuse qui délimite, qui fait barrière entre le sinus
frontal et la partie supéro-interne de l'orbite étant très mince,
il est aisé de comprendre que même sans perforation de cette
lame osseuse, l'inflammation sinusale puisse se propager de

proche en proche, à travers les canaux de Havers, jusqu'à la face opposée de la paroi. L'abcès orbitaire a pu aussi se développer par la voie lymphatique. Il s'agit là de ces abcès que M. le professeur Panas a, pour la première fois , décrits en 1890, sous le nom d'abcès circumvoisins.

Mais, si du côté du sinus, les phénomènes inflammatoires sont très intenses, l'ostéo-périostite suppurée va se transformer très rapidement en ostéite raréfiante : d'où perforation osseuse plus ou moins grande qui fera communiquer la cavité sinusale avec le périoste du plancher orbitaire. Nous aurons un abcès sous-périosté de l'orbite qui pourra se propager au tissu cellulo-graisseux de l'orbite et se transformera en un phlegmon orbitaire.

Etudions maintenant les cas où l'ostéo-périostite est circonscrite à la partie antérieure de la voûte de l'orbite et au rebord orbitaire.

Dans ces conditions, nous voyons une paupière supérieure très rouge, très tuméfiée, très œdématiée. La paupière inférieure est peu touchée sauf le cas, bien entendu, où il y a ostéo-périostite du plancher de l'orbite, consécutive à une sinusite maxillaire. Dans les cas d'ostéo-périostite à réaction très vive, la paupière supérieure a subi un tel gouflement, que la fente palpébrale est totalement fermée et qu'on éprouve une difficulté extrême à l'entr'ouvrir bien qu'il y ait exophtalmie.

Le globe oculaire est refoulé en bas et en dehors, et on peut observer fréquemment de la diplopie dans la sinusite frontale. On ne peut pas toutefois, la plupart du temps, localiser la lésion à tel ou tel muscle.

Pourtant Leber (1), dans un cas, trouve que cette diplopie

---

(1) Th. Leber, in Archives de Graëfe, 1880.

devait être attribuée à une parésie du grand oblique comprimé par la tumeur.

Pronostic

Le pronostic sera d'autant plus sévère que les complications de l'ostéo-périostite, suite de la sinusite frontale, siègeront plus ou moins en avant de la voûte orbitaire. En effet, l'ostéo-périostite du sommet de l'orbite s'accompagne fréquemment de lésions du nerf optique et alors la cécité peut être complète si l'atrophie du nerf optique est totale. Cette ostéo-périostite peut aussi provoquer un phlegmon orbitaire avec ses complications du côté de l'œil et du cerveau.

En avant, au contraire, les complications sont moins graves. On observe de la protrusion du globe, de l'œdème des paupières qui disparaissent après que l'abcès s'est ouvert spontanément au dehors ou a été incisé.

Traitement.

La connaissance de l'origine sinusique de certaines ostéo-périostites du plancher a une grande importance au point de vue thérapeutique. Elle montre que le traitement rationnel doit s'adresser à deux indications : 1° faire disparaître la sinusite frontale, c'est-à-dire la cause de l'inflammation orbitaire ; 2° soigner directement l'ostéo-périostite.

Nous allons décrire, une fois pour toutes, le traitement purement chirurgical des sinusites frontales. Nous ne parlerons pas des traitements médicaux. Dans le chapitre qui va suivre ayant trait aux phlegmons de l'orbite, nous n'y reviendrons pas, car on conçoit très aisément que dans un cas de phlegmon orbitaire suite de sinusite frontale, ou doive opérer d'abord le phlegmon, ensuite la sinusite ayant engendré cette grave complication. L'effet peut survivre à la cause qui l'a produit, mais en supprimant définitivement la cause, on a des chances de ne plus assister au retour des terribles effets !

Nous mentionnerons dans ce chapitre deux opérations :

1° Celle que Lermoyez a désignée sous le nom d'opération de Kuhnt-Luc, car elle emprunte à Kuhnt la destruction de toute la paroi antérieure du sinus et à Luc le drainage nasal.

2° Une opération du professeur Toubert qui s'emploie dans les cas où les cellules ethmoïdales suppurent en même temps que le sinus frontal. C'est un procédé simplifié de l'opération de Killian.

La simple trépanation du sinus frontal, par voie frontale ou orbitaire, suivie de drainage par la plaie, se termine souvent par une fistule dont la fermeture est interminable. Ce qu'il faut, pour obtenir véritablement la cure radicale d'un empyème, c'est ouvrir largement le sinus. De la sorte, on peut l'explorer et le curetter dans tous ses angles.

Il faut, à l'exemple de Kuhnt, supprimer pour toujours la cavité suppurante en détruisant définitivement la paroi antérieure du sinus. Dans ces conditions, la peau vient s'appliquer à la paroi profonde de la cavité sinusale. Sans doute, l'esthétique y perd, car la grande brèche produit une véritable difformité. Mais dans ces derniers temps, on a pratiqué des injections sous-cutanées de paraffine.

Ogston et Luc ont encore perfectionné la technique. Ils ont démontré qu'il est possible de supprimer le drainage cutané et de réunir complètement la plaie, à condition de créer, à travers les cellules ethmoïdales antérieures, une vaste communication entre la cavité sinusale et la fosse nasale.

I. — Opération de Kuhnt-Luc.

A) Incision cutanée. Cette incision doit partir du 1/3 interne du rebord orbitaire supérieur et se prolonger en dedans, sur la racine du nez. Pour se donner du jour, on peut faire une incision verticale de 2 centimètres environ. Le bistouri doit aller jusqu'à l'os ; on écartera les lèvres de la plaie et on mettra le frontal à nu avec une rugine.

B) Ouverture du sinus. L'opérateur reconnaîtra la racine du nez, et immédiatement au dessus d'elle, il attaquera l'os soit à la gouge ou au maillet, soit encore à la fraise. A travers l'orifice formé, la muqueuse du sinus fera hernie. Elle sera pincée et ouverte. Puis avec un stylet, le chirurgien devra apprécier les dimensions du sinus et, par suite l'étendue de la paroi à réséquer.

C) Se servir d'une pince coupante pour détruire complètement la paroi antérieure du sinus et enfin le curetter, surtout dans les coins.

D) Avec des curettes de volume de plus en plus grand, attaquer la paroi inférieure du sinus près de la cloison médiane, au niveau de l'orifice du canal naso-frontal, puis creuser à travers les cellules ethmoïdales antérieures jusqu'au méat moyen. Il faut s'arrêter lorsque l'orifice de communication qu'on vient de créer, a la circonférence du petit doigt. Pour que le drainage soit plus facile, on résèque la tête du cornet moyen d'un coup de pince.

E) L'opérateur suturera les lèvres de la plaie et appliquera un pansement compressif pour que la peau du front vienne se mettre en contact avec la paroi postérieure de la cavité sinusale.

II. — Opération de Toubert ou évidemment fronto-ethmoïdal.

1° Incision cutanée. La première partie suit exactement le sourcil, la 2ᵉ cheminera au fond du sillon naso-jugal et rejoindra la première à la tête du sourcil.

2° Dégagement du périoste. En haut sur la face antérieure du frontal, en bas depuis le dos du nez et le bord supérieur de l'orifice piriforme jusqu'à l'os lacrymal. — Déloger le sac lacrymal.

3° Ouverture du sinus frontal au lieu d'élection.

4° Curettage frontal. D'après le professeur Toubert, il faut curetter modérément les parois postérieure et intersinusale du sinus afin de ne pas préparer des voies à l'infection transosseuse (Tilley) afin de ne pas détruire une muqueuse qui joue peut-être le rôle de périoste.

5° Agrandissement de l'orifice piriforme.

6° Ethmoïdectomie. Elle doit être totale.

Il est bien évident que nous n'avons pas voulu décrire complètement les deux opérations de trépanation frontale et d'évidement fronto-ethmoïdal. Notre unique désir a été de donner une idée sur la chirurgie de cette question. Nous renvoyons pour la première opération au traité de M. Ch. Lenormand : Chirurgie de la face et du cou ; et pour la seconde, à la publication du docteur Toubert intitulée : L'évidement fronto-ethmoïdal (procédé simplifié d'opération radicale des sinusites frontales) et qui a paru dans les Archives internationales de laryngologie.

CHAPITRE IV

PHLEGMON ORBITAIRE

COMMENT SE PROPAGE L'INFLAMMATION DU SINUS A L'ORBITE ?

Le phlegmon de l'orbite est l'inflammation suivie de suppuration du tissu cellulo-adipeux compris entre la paroi orbitaire et la capsule de Tenon.

Nous avons examiné dans le chapitre précédent comment une sinusite frontale envahissait la paroi orbitaire et formait l'ostéo-périostite de la voûte, cette ostéo-périostite peut, elle aussi, se propager au tissu cellulo-graisseux voisin et provoquer le phlegmon orbitaire.

Un point intéressant à noter, c'est que dans le phlegmon orbitaire consécutif à une sinusite frontale, les phénomènes inflammatoires sont plus marqués dans la partie supérieure de la cavité. Et c'est là que se forme tout d'abord le foyer suppuré. La paupière supérieure est beaucoup plus gonflée que la paupière inférieure. Ce fait ne démontre-t-il pas que l'inflammation phlegmoneuse s'est propagée par la voûte ?

M. Duplay écrivait, il y a quelques années, au sujet des phlegmons orbitaires consécutifs aux sinusites maxillaires : « Il est permis de conclure que dans l'immense majorité des cas, le phlegmon de l'orbite d'origine dentaire provient d'une périostite du plancher consécutive à une inflammation de l'antre d'Highmore. » Nous nous permettons de formuler une semblable conclusion pour les phlegmons consécutifs aux sinusites frontales, bien que, dans ces derniers temps, on ait une tendance à placer au deuxième plan ce mode de propagation, pour adopter l'infection du tissu cellulo-graisseux par la voie sanguine ou lymphatique.

M. E. Berger croit, comme M. Duplay, que dans la grande majorité des cas, c'est par la paroi osseuse que se fait le passage de l'inflammation du sinus à l'orbite.

Les veines du sinus frontal sont en communication, avons-nous dit au chapitre I, par des rameaux perforants qui traversent les parois osseuses du sinus, en avant avec les veines sous-cutanées, en bas avec les veines de l'orbite : veine ophtalmique, sus-orbitaire, etc... Ce sont là, autant de voies par lesquelles une embolie septique du sinus peut se rendre à l'orbite et en provoquer l'inflammation.

M. le docteur Salva ne croit guère à ce mode de propagation, et il exprime cette idée très juste qu' « on observe que très rarement des abcès métastatiques en d'autres points du corps à la suite de sinusite, ce qui semble démontrer que l'infection sinusique se propage difficilement par la voie veineuse ; d'autre part, l'embolie septique partie du sinus produirait au moins aussi souvent une phlébite orbitaire qu'un phlegmon ; or, nous n'avons pu trouver une seule observation de phlébite orbitaire à la suite de sinusite ».

Reste la voie lymphatique. Il se peut que l'infection se transmette du sinus frontal à l'orbite par les lymphatiques. C'est là une simple supposition, car l'existence des lymphatiques n'est pas encore démontrée d'une façon absolue.

Aussi, persistons-nous à croire à la propagation inflammatoire par l'ostéo-périostite aiguë ou chronique. Nous l'avons étudiée avec soin dans le chapitre précédent ; nous n'y reviendrons pas.

SYMPTOMATOLOGIE DU PHLEGMON ORBITAIRE.

Les symptômes généraux ouvrent la scène. Le malade a de la fièvre, des frissons, une anorexie totale. La prostration ne manque pas.

Si nous interrogeons le malade, il accuse une douleur sourde qui se fait sentir au fond de l'orbite et dans la moitié correspondante de la tête. A mesure que croît la pression intra-oculaire, la violence des douleurs augmente. De sourdes qu'elles étaient, elles deviennent tensives, pulsatives et continues, avec exacerbation nocturne. Le pression du doigt, d'après Chauvel, n'est pas très pénible, mais les douleurs deviennent atrocement intolérables si l'on essaye de refouler le globe vers le fond de la cavité orbitaire.

Les tissus sont dans un état de tension très grande. Les paupières, surtout la supérieure, dans la sinusite frontale, ayant occasionné un phlegmon, sont rouges, gonflées, œdématiées, parfois sphacélées.

Les conjonctives sont infiltrées, et il n'est pas rare que cette infiltration jointe à l'œdème des paupières détermine, par suite de la compression oculaire, des phénomènes d'insensibilité de la cornée, et même son sphacèle.

L'exophtalmie est un des symptômes importants du phlegmon orbitaire. Elle consiste en la projection du globe oculaire en avant. Cet exorbitis est ordinairement direct ; cependant, si la sinusite n'est pas uniformément généralisée à tout le tissu cellulo-adipeux, si l'inflammation est limitée ou plus considérable dans un point que dans un autre, si la glande lacrymale participe à l'infection, l'exophtalmie peut être latérale.

L'œil est dans une immobilité à peu près complète, et il offre à la palpation une dureté ligneuse très appréciable.

Bientôt le mal augmente et la paupière supérieure finit par céder en donnant issue au pus. Mais, règle générale, il ne faut jamais attendre que le pus sorte de lui-même. Il faut tout de suite faire une incision, car attendre, ce serait laisser au phlegmon le temps de faire des ravages, de mettre l'œil en panophtalmie, et parfois de franchir la cavité crânienne,

Complications. — Elles sont nombreuses, qu'il s'agisse d'un phlegmon, suite de sinusite frontale, ou d'une autre cause.

Nous citerons en première ligne l'amblyopie et l'amaurose.

Il est un fait assez curieux, que M. de Wecker a mis en lumière, c'est qu'on constate des phlegmons orbitaires graves qui se terminent avec intégrité de la vue, et tout au contraire des cellulites peu intenses qui sont suivies par une perte totale et définitive de la vision. Comment expliquer ce fait de prime abord parodoxal ? M. de Wecker nous fournit la réponse, et celle-ci doit être retenue surtout pour les phlegmons consécutifs à une sinusite : « L'ostéo-périostite de la voûte orbitaire précède presque toujours l'inflammation du tissu cellulaire ; cette périostite peut donc se propager jusqu'au trou optique et provoquer la compression du nerf. » Ainsi s'explique la névrite rétrobulbaire, la périnévrite et l'absence de papillite.

Pour Mellinger, Knapp et Nieden, l'amaurose et l'amblyopie s'expliquent par la trombose des veines de la rétine.

L'ophtalmoscopie, au début, ne fournit pas de données très nettes. Parfois, on observe de la congestion veineuse et du rétrécissement artériel ; les limites de la papille sont floues. Ce n'est que plus tard, lorsque la lésion du nerf optique est constituée, qu'on trouve une papille partiellement ou totalement décolorée.

Du côté de l'œil, l'infection pourra se propager à la capsule de Tenon : on a alors affaire à une ténonite suppurée.

Que l'inflammation envahisse la sclérotique, la perfore, nous avons une panophtalmie, c'est-à-dire un envahissement infectieux du tissu irien ou choroïdien, du cristallin, du corps vitré et de la rétine, et le pronostic pour l'œil est fatal : la panophtalmie aboutit à la destruction de l'œil ; la vision est perdue à jamais. Il faut se hâter d'énucléer.

Une autre façon d'expliquer le processus phlegmasique qui a envahi l'œil est la suivante : si les nerfs ciliaires sont comprimés en arrière par l'infection phlegmoneuse provenant elle-même de l'ostéo-périostite, autour de la cornée, par le chémosis parfois très prononcé, ils ne peuvent plus jouer leur rôle trophique ; il y a comme résultat, des troubles de la nutrition cornéenne : une desquamation épithéliale superficielle se produit, et alors, il existe une solution de continuité sur cette membrane : d'où invasion de l'œil par les microbes, d'où panophtalmie.

Les troubles de la motilité oculaire ne font, d'après Chauvel, presque jamais défaut. Cette immobilité musculaire s'expliquerait par la compression qu'ont subie les muscles et par leur inflammation consécutive.

Le phlegmon orbitaire peut provoquer encore des accidents du côté du cerveau. En admettant que la paroi postérieure du sinus frontal atteint d'empyème ne soit pas nécrosée, et que, par conséquent, les troubles du côté de l'endocrâne ne lui soient pas imputables, en admettant, disons-nous, qu'il ait seul occasionné le phlegmon orbitaire, celui-ci peut envahir le cerveau de deux manières différentes : ou bien par la fente sphénoïdale, ou bien en occasionnant une phlébite orbitaire et une thrombose du sinus. Ces accidents très graves se terminent généralement par la mort. Nous sortirions du cadre de cette thèse en décrivant ces complications.

Diagnostic. — En étudiant les ostéo-périostites de la voûte orbitaire, nous avons vu combien il était parfois difficile de faire un diagnostic différentiel entre l'ostéo-périostite de la voûte et le phlegmon orbitaire.

La thrombo-phlébite orbitaire est malaisée à diagnostiquer différentiellement avec un phlegmon orbitaire. Le clinicien hésitera longtemps. On se basera surtout sur la rapidité et l'importance de l'exophtalmie et sur les signes encéphaliques pour reconnaître la phlébite.

Citons un diagnostic très facile, c'est celui de la ténonite. Si cette affection est primitive, elle ne suppure jamais. Il n'en est pas de même quand elle est secondaire à un phlegmon orbitaire.

Quoi qu'il en soit, lorsque nous aurons à établir le diagnostic causal d'un phlegmon orbitaire, songeons toujours à la sinusite frontale ou à la sinusite maxillaire. Nous avons indiqué dans le précédent chapitre les signes à peu près certains de l'inflammation de la cavité du sinus frontal.

Pronostic. — Une fois que l'orbite est envahi par le pus venant du sinus frontal, les complications les plus graves peuvent se manifester, et cela, avec une très grande rapidité. Le phlegmon orbitaire, la panophtalmie, les lésions aiguës endocrânienne en sont le aboutissants non pas obligés, mais naturels.

Traitement. — Il est certain que le diagnostic de phlegmon de l'orbite symptomatique d'une sinusite frontale étant posé, le traitement doit s'appliquer à attaquer : 1° la sinusite ; 2°

le phlegmon. Nous avons déjà vu comment on opérait une sinusite. Le phlegmon, lui, doit être incisé dès le début. On ne doit pas attendre, et c'est là un point essentiel. Les anciens chirurgiens intervenaient avec une lenteur désespérante. Maître Jean attendait que la suppuration se soit faite jour au dehors ; alors seulement, il incisait la paupière. Les chirurgiens actuels interviennent rapidement. Le docteur Surmont, en 1888, écrivait dans le *Bulletin médical du Nord* : « Les dangers auxquels est exposé le malade, sont sinon conjurés, au moins diminués en grande partie par de larges incisions précoces, qui, ouvrant au sang et aux liquides d'infiltration une issue facile vers l'extérieur, empêchent l'extension de l'inflammation et atténuent la violence de la compression. »

Les incisions intéressent le cul-de-sac conjonctival, au niveau de l'angle externe de l'œil généralement ; elles iront très loin dans le tissu cellulaire de l'orbite, tout en rasant la voûte orbitaire. Il faudra drainer la cavité avec un drain de moyenne dimension, et des lavages antiseptiques seront pratiqués dans la plaie.

A ce traitement purement chirurgical, on pourra ajouter un traitement médical. Il consistera surtout à décongestionner l'organe malade. Galezowski conseille 10 à 12 sangsues aux tempes et aux mastoïdes, des purgatifs mercuriaux, le calomel de préférence. Mais en réalité, nous nous plaisons a le répéter, il n'y a qu'un seul traitement vrai : celui qui est chirurgical.

OBSERVATIONS

OBSERVATION PREMIÈRE

(Personnelle)

Le 7 septembre 1905 se présente dans le cabinet du regretté docteur Narbonne, un malade de Cuxac-d'Aude, M. R..., âgé de 32 ans, cultivateur, venant le consulter pour une céphalalgie frontale qui ne lui permet aucun repos. Les névralgies sus-orbitaires sont intolérables, et le malade raconte qu'il mouche du pus et salit trois ou quatre mouchoirs dans la journée. M. Narbonne constate en effet qu'il existe de la rhinorrhée purulente, car la rhinoscopie prouve d'une façon évidente la présence de pus dans le méat moyen.

La pression du plancher du sinus frontal gauche est horriblement douloureuse et fait pousser des cris au malade, surtout au niveau de l'angle interne de l'œil gauche. La pression de la paroi antérieure détermine une rougeur de la peau qui persiste longtemps après que le doigt a cessé d'agir. C'est là, d'après Kuhnt, un signe très important pour le diagnostic des inflammations des cavités sinusales. M. le docteur Narbonne n'éprouve aucune peine à diagnostiquer une sinusite frontale aiguë. Il propose au malade une trépanation frontale que celui-ci refuse.

Dans ces conditions, le médecin prescrit à M. R... des

douches nasales, des inhalations à l'eucalyptol et au menthol et une poudre nasaline composée de :

Menthol. . . . . } dd 0 gr. 25
Chlorhydrate de cocaïne }
Salol. . . . . 5 gr.
Borate de soude . . . . . 10 gr.

Pour calmer les névralgies sus-orbitaires, le docteur Narbonne ordonne le pyramidon en cachets de 0 gr. 20 (2 par jour), avec la certitude qu'il ne produirait aucun effet. En même temps, le médecin conseille au malade de consulter M. Massal, spécialiste d'oto-rhino- laryngologie à Narbonne. Il n'y alla point.

Le 12 septembre, c'est-à-dire 5 jours après cette première visite, M. Narbonne reçoit une dépêche de M. R... le priant de se rendre au plus tôt à Cuxac-d'Aude. C'était le matin, et j'ai eu la bonne fortune d'accompagner le docteur à Cuxac. Le malade présentait une exophtalmie de l'œil gauche assez prononcée. Cet œil était très douloureux à la pression. La cornée est déviée en haut et en dehors, de sorte que l'œil paraît en strabisme supérieur et externe. Les mouvements en sont très limités, un peu plus étendus cependant en dedans. Photophobie modérée.

Les paupières sont œdématiées, fortement rejetées en haut et en bas par la saillie du globe. La conjonctive, d'un rouge vineux, entoure la cornée d'un bourrelet chémotique.

A la partie supérieure et externe de la cornée existe une perforation avec hernie de l'iris. Celui-ci est trouble, décoloré. Les bords de la plaie cornéenne sont infiltrés de pus. V = q. Une constatation intéressante à faire est la suivante : tous ces désordres oculaires se sont produits en 24 heures

et coïncident avec le moment où le malade n'a plus mouché
de pus. M. R.. nous assure que le 11 septembre, c'est-à-dire
la veille, sa vue était aussi bonne du côté gauche que du
côté droit. T = 38°5.

Les douleurs, la fièvre, l'œdème palpébral nous font pen-
ser à la présence de pus en arrière du globe. Nous faisons
le diagnostic de phlegmon de l'orbite avec ostéo-périostite
orbitaire et possibilité de complications cérébrales très pro-
ches. Nous avons éliminé le diagnostic d'épanchement san-
guin de l'orbite, car celui-ci produit une exophtalmie indolore avec une coloration spéciale des paupières. Nous n'avons
pas cru également au diagnostic d'anévrysme, car celui-ci
s'accompagne de battements qu'une auscultation attentive et
plusieurs fois répétée n'a pu nous faire percevoir.

En réalité, il s'agissait bien d'un phlegmon de l'orbite consécutif à la sinusite frontale du malade.

En réservant le pronostic, par crainte de thrombo-phlébite
des sinus, l'énucléation et la trépanation du sinus frontal sont
proposées. Les douleurs sont tellement violentes que le malade accepte.

Nous revenons à Cuxac-d'Aude à 3 heures de l'après-midi,
et sous le chloroforme, que j'administre, le docteur Narbonne
incise la conjonctive. Immédiatement un flot de pus fait issue au dehors. Le globe est enlevé sans incidents. Lavage
antiseptique. Cautérisation ignée du tissu cellulo-orbitaire.
Un stylet décèle la présence d'une perforation de la paroi
supérieure de l'orbite, mettant en communication le sinus
frontal gauche et la cavité orbitaire. M. Narbonne n'en fait
pas moins la trépanation frontale par voie frontale pour mieux
curetter.

Cette trépanation montre un sinus assez grand, contenant
un liquide muco-purulent, jaunâtre, d'une fétidité extrême.
Lavage antiseptique prolongé. On aperçoit une muqueuse

rouge, livide, boursouflée. La perforation inférieure est très
nette ; elle affecte une forme ovalaire, longue de 7 millimètres environ sur 4 millimètres de large. On dirait qu'elle est
faite à l'emporte-pièce. Ses bords ont une teinte noirâtre.
M. Narbonne curette légèrement le sinus. La paroi inférieure
cède. Il place ensuite un petit drain dans la cavité sinusale
et un pansement compressif dans l'orbite.

Le soir à 8 heures, T. 39°. P. 110.

Le 13 septembre à 9 heures du matin, T. 38°. P. 86. Nouveau pansement à la gaze salolée ; nouveau drain.

Le 14 septembre à 9 heures du matin, T. 37°2. P. 86.

Le malade ne souffre plus. Le drain est enlevé. Douze
jours après, guérison complète.

Nous avons examiné le pus de ce phlegmon orbitaire ; il
s'agissait de streptocoques et de staphylocoques au milieu
d'un liquide plein de débris sphacélés et de leucocytes.

OBSERVATION II

Ebstein. Phlegmon orbitaire consécutif à un empyème du sinus frontal
et ethmoïdal.

Femme de 19 ans, atteinte depuis 14 jours de la rougeole,
à la suite de laquelle survinrent de vives douleurs dans la
région sus-orbitaire droite, de la fièvre et une tuméfaction
de la paupière droite.

Bien que les douleurs fussent très accusées, la malade ne
consulta pas de médecin pendant quatre jours, puis elle se
décida à venir à la consultation des yeux du professeur Schna-
bel, d'où on l'adressa à la clinique laryngologique. A son
entrée, on constata un gonflement très appréciable de la paupière droite supérieure. La paupière inférieure était bien
moins tuméfiée. Surface tendue, brillante, rougie ; ces phéno-

mènes s'étendaient à l'angle interne de l'œil. Impossibilité
de relever la paupière supérieure. En dehors d'une forte pro-
tusion du bulbe, on remarque une injection conjonctivale et
ciliaire intense avec bourrelets au-dessous et à l'extérieur de
la cornée. Vive sensibilité à la pression de la région sus-orbitaire.

Par la rhinoscopie intérieure, on distingue à droite une
hypertrophie de la muqueuse du cornet moyen injecté de
rouge foncé. Dans le méat moyen on trouve d'épaisses mas-
ses de pus d'un blanc jaunâtre ; après qu'on les a enlevées,
la muqueuse du méat moyen apparaît également gonflée. Il
est impossible de sonder le sinus frontal ; l'antre d'Highmore
est libre.

Pour s'assurer du diagnostic et pouvoir instituer un traitement, on réséqua immédiatement la moitié antérieure des
cornets moyens. On réussit alors à sonder le sinus frontal.
Les lavages ramenèrent une grande quantité de matières pu-
rulentes, et les douleurs s'atténuèrent notablement.

Le lendemain, après l'irrigation du sinus frontal, on constata que les cellules ethmoïdales antérieures étaient également affectées. On les ouvrit largement et il s'écoula un flot
de pus. En 24 heures on obtint une amélioration considérable
de tous les accidents de la vision, qui ayant diminué d'un
dixième, redevint normale.

L'étiologie de ce cas est claire. Les sinusites, comme les oti-
tes, sont fréquentes à la suite des maladies infectieuses et
l'affection gagne l'orbite par la lame papyracée.

Stoerk fait remarquer que l'ouverture antérieure des abcès
orbitaires consécutifs aux sinusites n'est pas absolument inof-
fensive ; en introduisant un instrument pointu le long de la
lame papyracée, on peut rencontrer l'abcès, mais on peut
léser aussi le nerf optique. L'ouverture par le nez, telle

qu'elle se pratique à la clinique de S..., donne de bons résultats.

OBSERVATION III (I)

**Suppuration de l'orbite symptomatique d'une sinusite frontale aiguë.
Opération, guérison.**

Spécificité datant de deux ans. Le 11 mai, céphalalgie, écoulement nasal purulent et parfois sanguinolent. Le 18, œdème des paupières gauches, exophtalmie. Un confrère songe à une gomme orbitaire et donne Hg. KI. Le 18, paupières luisantes, œdématiées, difficiles à entr'ouvrir. Induration profonde autour du globe, pas de douleur à la pression orbitaire, œil normal, mais propulsé, 38°5-40°.

31 mai. — Entré à l'hôpital. Exophtalmie, en bas et en dehors, très marquée, tuméfaction énorme des paupières, V = 1/4 ; papille congestionnée, 38°.

1er juin. — Anesthésie à l'éther. Incision par M. Rollet sur le rebord supéro-interne de l'orbite ; il sort du pus de l'orbite. On ne sent pas de perforation spontanée. Trépanation frontale évacuant du pus et du mucus, cathétérisme rétrograde. Lavage au permanganate de potasse, drainage de l'orbite et du sinus.

18 juin. — Exeat. Fistule cicatrisée. Très peu d'exophtalmie. Vision normale. L'examen du pus a montré des staphylocoques (Courmont).

(I) M. le professeur Rollet nous a envoyé les observations III et IV. Nous le remercions très sincèrement. Ces observations sont encore inédites. Elles paraîtront dans l'article « Sinusite frontale » de l'Encyclopédie française d'ophtalmologie. Cet article a été rédigé par M. Rollet.

Observation IV

Phlegmon de l'orbite sans suppuration, symptomatique de sinusite frontale. Trépanation frontale, guérison.

Marie O..., 38 ans, entrée le 9 novembre 1906 à la clinique de M. le professeur Rollet, Coryzas fréquents depuis long-temps avec douleurs névralgiques à la région sourcilière gauche. Il y a quinze jours, angine bilatérale avec phéno-mènes généraux ; il y a huit jours, écoulement nasal gauche purulent, continu. Douleur au sourcil. Depuis vingt-quatre heures, gonflement des paupières. A son entrée, phlegmon de l'orbite : exophtalmie considérable directe, paupières rou-ges et tuméfiées, chémosis, cornée normale, œil figé, bour-relet inflammatoire enchassant l'œil, plus marqué en dedans et en haut. Vision diminuée, troubles des milieux, papillite.

10 novembre. — M. Rollet pratique tout d'abord la trépa-nation frontale du sinus frontal gauche : issue de pus. Par la même incision, exploration de toute la paroi interne de l'orbite au stylet ; rien, pas de pus, sinus non perforé. Drai-nages sinusiques orbitaires. Les phénomènes locaux et géné-raux diminuent progressivement. Guérison.

Le pus contient des staphylocoques et surtout des strepto-coques (Aurand).

Observation V

Sinusite frontale. Phlegmon de l'orbite. Abcès du cerveau. Mort. par M. Ed. Garipuy. *Toulouse-médical*, 1905.

Le 14 janvier 1905 est venue à la clinique ophtalmologique, amenée par son père, D... Thérèse, âgée de 20 ans, qui du premier abord s'est présentée comme atteinte d'une affection très grave.

En effet, l'œil gauche, fortement poussé en avant, était recouvert par une paupière très tuméfiée, très rouge et ne pouvait être ouvert que très difficilement. L'œil droit lui-même paraissait menacé en raison d'un œdème rouge érisypélateux des deux paupières, œdème qui s'étendait au front, aux joues et jusqu'à la région temporale gauche.

Cette jeune fille qui, jusque-là, avait été bien portante, n'était sujette qu'à des coryzas légers pendant l'hiver sans avoir jamais été autrement malade du nez, sans jamais avoir mouché ou craché du pus.

Le 8 janvier, elle est prise de maux de tête sans cause appréciable. Deux jours après, les paupières de l'œil gauche se gonflent et elle fait appeler un médecin. Celui-ci la voit le 12 janvier au soir et l'envoie aussitôt à l'Hôtel-Dieu, où elle se présente le 14 au matin, et est admise d'urgence.

A l'examen, on constate, en outre de l'œdème déjà décrit, une protrusion du globe de OG en avant et en bas. Au niveau de la conjonctive, fortement chémotique, quelques filaments de muco-pus. Le tiers inférieur de la cornée correspondant à la fente palpébrale, mal protégé par la paupière, est desséché.

Au niveau du tiers interne de la paupière supérieure, il y a une ouverture qui laisse sourdre une goutte de pus. Une sonde, introduite à ce niveau, arrive jusqu'au bord orbitaire supérieur dénudé et permet d'explorer ce bord tout entier jusqu'à la paroi externe de l'orbite. La pression sur la commissure externe fait sourdre du pus par cette ouverture fistuleuse. La pression, au niveau de l'os frontal, est douloureuse.

OD. — V. = I.

OG. — V. qualitative.

On fait aussitôt une large incision au niveau du sillon orbito-palpébral en se guidant sur la sonde cannelée, avec cette conviction que la peau seule est coupée et que le tendon du releveur est appliqué contre le globe. Il sort un peu de pus excessivement fétide dont l'odeur rappelle les anaérobies, pus liquide, mal lié, jaune verdâtre, mêlé avec une assez grande quantité de sang.

À la suite de cette intervention, le globe ne s'est affaissé que bien peu et le bord de l'incision, notamment la lèvre supérieure, est resté épais par infiltration œdémateuse intense. Après l'incision, on trouve l'os frontal et la paroi orbitaire supérieure complètement dénudée de périoste ; on pense à une sinusite frontale sans trouver aucun signe clinique, ni aucune ouverture fistuleuse dans l'os. Un lavage abondant ramène quelques parcelles noires de tissu sphacélé. On applique un pansement humide arrangé de façon qu'on puisse insuffler, toutes les heures, de l'oxygène à travers un drain placé dans l'orbite au-dessus du globe. Un deuxième drain, placé dans une autre direction, et de la gaze iodoformée complètent le drainage.

A 4 heures du soir, T. 39° 2 ; P. 90. Pas de céphalée.

15 janvier. — Légère amélioration. La T. s'abaisse, le matin, à 37°4 ; le soir à 38°2. P. 80. L'état local s'est également amélioré ; l'œdème et la rougeur des paupières de O. D. et de la moitié droite du front ont presque disparu. Toutefois, la suppuration de l'orbite persiste, abondante et fétide. On pense à une sinusite, comme point de départ possible des accidents.

Un examen rhinologique, pratiqué par M. Bourguet, ne donne cependant que des résultats négatifs. Pas de pus dans le méat ; la malade ne mouche pas de pus et n'a jamais mouché ni craché de pus. La douleur à la pression paraît localisée plus particulièrement sur le bord orbitaire interne.

16 janvier. — L'œdème a complètement disparu à droite et diminué à gauche. Seule, la paupière supérieure gauche

est infiltrée. L'exophtalmie n'a pas diminué. La pupille est dilatée, ne réagit pas à la lumière V = 0.

17 janvier. — Légère amélioration. Matin T. 37°2 ; soir, T. 38°5. Etat général assez bon.

18 janvier. — L'œdème a recommencé à gauche. L'exophtalmie paraît augmentée. Matin T. 38°9 ; soir 38°7. Etat général plus mauvais. Un peu de délire. On se décide à une nouvelle intervention, mais, en attendant, on prolonge l'incision au niveau du bord orbitaire et on place de nouveaux drains.

19 janvier. — M. Cestan pratique, sous le chloroforme, l'énucléation de O. G., et l'ouverture du sinus frontal gauche en faisant l'ablation à la gouge des parois antérieure et inférieure. Il en sort un peu de pus et du tissu sphacélé. La muqueuse du sinus n'existe plus. Drainage par les fosses nasales. Large drainage de la cavité orbitaire. T. le soir, 39°5 ; P = 90.

20 janvier — Délire dans la nuit. Malade très déprimée ; ne répond pas aux questions. Matin, T. 39°5 ; soir, 39°7 ; P. 90. Soir, T. 39°7 ; P. 110.

On continue les lavages plusieurs fois par jour et on donne de la quinine en suppositoires.

21 janvier. — Vers 3 heures du matin, crises d'épilepsie jacksonienne, qui s'étend sur tout le côté droit du corps (membres et face). Abaissement brusque de la température à 36°6 ; P. 80, filiforme. Dépression générale. Paralysie flasque des membres à droite, sans participation de la face. Pouls filiforme, plus facilement perceptible du côté paralysé. Perte de connaissance à peu près complète. On propose aux parents une intervention plus large, une trépanation qui seule pourrait peut-être sauver la malade. Ils refusent catégoriquement. T. soir, 40°3.

22 janvier. — Dans la nuit précédente, 4 crises d'épilepsie

jacksonienne très violentes. Cinq autres dans la journée. Pas de vomissements. P. 150, filiforme. T. matin, 39° ; soir, 40°. Le soir, respiration de Cheynes-Stockes.

23 janvier. — Mort à 6 heures du matin.

Autopsie. — Elle fut faite par M. R. Cestan, agrégé de médecine : « Il existe une méningite purulente généralisée aussi bien de la loge antérieure que de la loge postérieure du cerveau ; elle est toutefois plus intense dans la loge antérieure et du côté gauche. Le pus est épais, crémeux, jaunâtre, sans odeur gangréneuse. La surface corticale rouge, injectée, est un peu ramollie, et cet aspect est surtout manifeste au niveau du lobe orbitaire gauche. A ce point même, le cerveau est franchement ramolli, purulent, et sur une coupe, on voit un petit abcès sous-cortical de la grosseur d'une noisette.

Les veines sont gorgées de sang ; de même la veine grande anastomotique, mais on n'aperçoit pas de phlébite des veines méningées, en particulier du sinus caverneux.

La dure-mère de la base est normale, sauf la portion qui tapisse le plancher susorbitaire. A ce niveau, elle était rouge, ecchymotique, épaissie. On la détache facilement, mais elle ne recouvre pas cependant un foyer d'ostéite. Toutefois, le plancher osseux paraît plus vascularisé qu'à l'état normal. Il est à noter que les lésions méningées et osseuses se trouvent justement au même niveau que le petit abcès cérébral. Notons aussi que la portion correspondant au sinus frontal, tant méningée qu'osseuse, est normale.

On pratique l'examen histologique : d'une part de l'écorce cérébrale ; d'autre part, du sinus caverneux et du nerf optique, pour essayer de trouver la porte d'entrée de l'infection intra-cérébrale.

1° Le cerveau présente, sans nul doute, au niveau du lobe orbitaire et des zones rolandiques examinées, des foyers de méningo-encéphalite. Les espaces sous-arachnoïdiens sont remplis de leucocytes polynucléaires en grande abondance. Les vaisseaux sont dilatés. Ces leucocytes sont, d'ailleurs, disposés en manchons dans les espaces périvasculaires des vaisseaux qui pénètrent dans la substance corticale. Parfois même, ils sont répandus dans cette substance grise corticale, constituant ainsi de petits amas, véritables abcès microscopiques de volume variable. Les cellules pyramidales sont altérées, avec des lésions, soit de chromatolyse, soit de nécrose totale et rapide. Au-delà, on voit de petites hémorragies microscopiques dans les espaces périvasculaires. En résumé, les lésions observées sont celles d'une méningo-encéphalite aiguë, à tendance suppurative.

2°) Le sinus caverneux, le nerf optique et le nerf de la 3 paire ont été étudiés en coupes sériées, pour voir si l'infection n'avait pas gagné de l'orbite l'encéphale, en suivant cet élément par une marche ascendante. Or, ces divers éléments ont paru normaux, sans infiltration leucocytaire, sans élément d'aspect inflammatoire, sans phlébite du sinus caverneux. Il semble qu'on puisse en conclure que l'inflammation ne s'est pas propagée de l'orbite à l'encéphale, en suivant les vaisseaux et les nerfs qui de l'encéphale pénètrent dans l'orbite. »

L'examen bactériologique du pus décèle la présence de streptocoques en grande abondance et aussi de microbes anaérobies : des streptotrix et un coccus indéterminé ; pas de bactéries à production gazeuse. L'inoculation des anaérobies, faite au cobaye, a donné un abcès qui contenait les mêmes microbes.

Observations VI, VII et VIII.

Ces observations très résumées proviennent de la clinique du professeur Hirschberg et ont été reproduites par le Dr Peltesohn de Berlin.

1° Un homme de 18 ans vint se présenter ayant les signes d'un phlegmon de l'orbite avec collection de pus à la partie interne. A l'examen du nez on trouva une suppuration du sinus frontal. Le malade guérit après incision en un peu plus d'un mois.

2° Un malade de 22 ans fut traité dans une clinique spéciale pour un écoulement fétide de la narine gauche. Au bout de 12 jours, il présentait les symptômes du phlegmon orbitaire. Les signes de suppuration devenant manifestes du côté interne, on incisa et l'on constata que l'orbite communiquait avec le sinus frontal.

3° Un homme de 31 ans éprouva une forte douleur dans le front avec gonflement ; ces symptômes s'étendirent à la racine du nez et à l'angle interne de l'œil. La suppuration devenant évidente, on incisa la paupière supérieure et l'on constata une dénudation du sinus. Cet homme était porteur d'un écoulement fétide de la narine du même côté.

Observation IX.

Abcès aigu du sinus frontal avec nécrose simulant une cellulite orbitaire par Ramage, chirurgien à l'hôpital de Manchester. (*The Lancet*, mars 1894) (1)

« Un cas rapporté par Mayo Collier dans *The Lancet* du 27 janvier dernier me fait souvenir d'un cas semblable que

(1) M. le docteur Paul Cros a bien voulu traduire pour nous cette observation trouvée dans un journal anglais : *The Lancet*. Nous le remercions cordialement.

j'ai eu l'occasion d'observer pendant que j'avais le service
d'ophtalmologie à l'Hôpital de Manchester.

Un jeune homme âgé de 21 ans fut admis à l'hôpital le 21
janvier 1891, se plaignant d'une douleur aiguë dans la région
du sinus frontal gauche. Il présentait un gonflement énorme
des tissus de l'orbite gauche, laquelle était gorgée de pus.
C'est à la suite de la grippe que le malade remarqua que son
orbite gauche était œdématiée. Cet œdème était douloureux,
et cinq semaines avant l'admission du patient à l'hôpital, l'abcès intra-orbitaire se rompit donnant libre issue au pus. Il n'y
avait pas eu de traumatisme. Au moment où cet œil fut examiné, il présentait de l'exophtalmie ; il était déplacé en bas et
en dehors, toutefois mobile dans toutes les directions. La conjonctive était injectée, la cornée était claire. On constatait un
gros œdème et une rougeur de tous les tissus environnant
l'œil. Ils s'étendaient en haut, au delà des sinus frontaux, et
en bas, au delà de l'os malaire sur la joue.

La plus petite pression sur ces régions œdématiées de con-
sistance assez ferme surtout à l'angle supéro-interne, produi-
sait une douleur aiguë. Il y avait deux fistulettes entourées de
granulations qui laissaient s'écouler un pus fétide. L'une d'entre elles était située juste au-dessus du sac lacrymal gauche,
l'autre était à 1 centimètre 1/4 au-dessous et extérieurement
à la première. Le malade mouchait du pus et éprouvait une
forte céphalée.

L'après-midi même du jour où le malade vint me voir, je fis
une incision allant d'une fistule à l'autre et arrivant sur l'os,
j'enlevai un large séquestre d'os nécrosé. Je grattai le sinus
frontal et retirai sur ma curette une partie de matière qui
restait caséeuse, et je plaçai un drain dans l'incision. Je
donnai IK à l'intérieur, car j'avais remarqué des incisures au
niveau des dents : je craignais la syphilis,

Le malade alla bien et le 7 juillet, il sortait de l'hôpital guéri.

L'œil ne présentait plus d'exophtalmie ; sa mobilité et sa vision étaient normales. Le malade ne moucha plus de pus. J'ai revu le malade le 17 septembre 1892. Son œil et sa vision étaient normaux. Dans l'angle supéro-interne de l'orbite gauche, là où j'avais enlevé le sequestre, il existait une dépression dans laquelle entrait le bout de mon petit doigt. Le sinus frontal était oblitéré, le canal naso-frontal sain.

Les principaux points qui nous intéressent sont : 1° une suppuration aiguë du sinus frontal, conséquence de la grippe.

2° La présence d'un large séquestre ayant environ 1 centimètre 1/2 de côté ; il était très mince. La moitié inférieure était composée de la partie orbitaire du frontal, l'autre moitié de la partie verticale du frontal. Il est très rare de trouver un aussi large séquestre. »

Nous remarquons de notre côté, que dès que la sinusite a été opérée, la cellulite orbitaire a disparu.

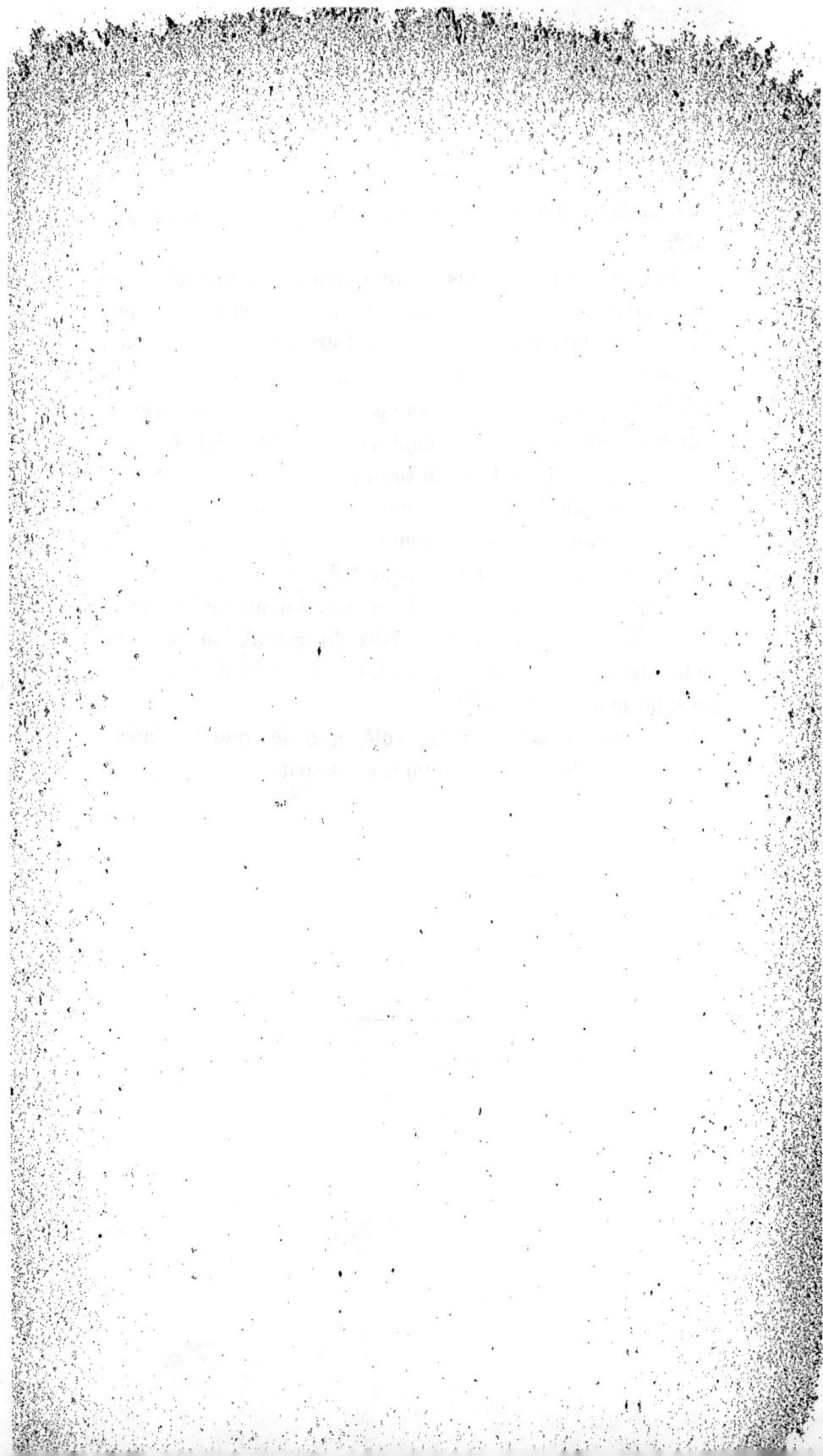

CONCLUSIONS

1° Contrairement à l'opinion généralement admise, la sinusite frontale est une maladie fréquente, mais elle reste souvent à l'état latent. Cette fréquence est expliquée par l'étiologie, le coryza aigu ou chronique surtout. Ce qui est rare, c'est le phlegmon de l'orbite consécutif à la sinusite frontale. Dans la statistique de Germann, portant sur 18 cas de phlegmon orbitaire consécutif aux sinusites de la face, une seule fois il s'agissait de sinusite frontale.

2° Les inflammations du sinus frontal peuvent se propager à l'orbite et y créer l'ostéo-périostite de la voûte orbitaire. C'est cette ostéo-périostite qui, dans la plupart des cas, provoque le phlegmon orbitaire. La propagation par la voie veineuse est exceptionnelle.

3° Il est relativement facile de diagnostiquer un phlegmon de l'orbite, mais diagnostiquer sa cause est quelquefois impossible, du moins très difficile. Et cependant, les symptômes des sinusites frontales sont nombreux. La certitude ne peut être obtenue que par une exploration qui est déjà une petite opération. Mais, pratiquement, on peut poser le diagnostic en se contentant de deux signes : la douleur et la rhinorrhée. On ne confondra pas une sinusite maxillaire avec une sinusite frontale, afin d'opérer à bon escient.

4° Le traitement sera chirurgical. Il s'adressera au phlegmon orbitaire d'abord (l'incision sera faite suivant la technique que nous préconisons au chapitre précédent) et ensuite à la sinusite. La trépanation frontale sera suivie d'un curettage méthodique et d'un drainage trans-sinusique-fronto-nasal.

BIBLIOGRAPHIE

Beaudonnet. — Thèse de Paris 1893-94. Contribution à l'étude des ostéo-périostites de l'orbite.

Boel. — Mucocèle du sinus frontal à évolution orbitaire. Thèse de Lyon 1896.

Bauby. — Complications orbitaires des empyèmes du sinus maxillaire (Archives d'ophtalmologie, page 770) 1897.

Cognard. — Des abcès endocrâniens consécutifs aux ostéo-périostites et phlegmon de l'orbite. Thèse de Lyon (1902-03).

Cauzard. — Thèse de Paris 1901. Traitement radical des sinusites frontales chroniques.

Campenon. — Panophtalmie, phlegmon orbitaire, etc. (France Médicale 1881, XXVII, S. 182)

Chaillous. — Thèse de Paris 1900-01. L'opération de Kronlein dans les affections de l'orbite.

Delon. — Sinusite fronto-ethmoïdale à manifestations orbitaires. (Thèse de Lyon 1897-98)

De La Personne. — Quelques manifestations orbitaires des sinusites. (Annales d'oculistique, page 366, 1898).

Demay. — Etude clinique du phlegmon traumatique de l'orbite. (Thèse de Lille 1891).

Daillet. — Contribution à l'étude des ténonites : de la capsulotomie ténonienne (Thèse de Paris 1893-94)

Dercheux. — Empyème du sinus frontal. Thèse de Paris 1891.

Essad. — Séméiologie de l'exophtalmie. Thèse de Paris 1892-93.

Ebstein. — Phlegmon de l'orbite consécutif à un empyème fronto-ethmoïdal (Soc. Viennoise de laryngologie, Mai, in Revue d'ophtalmologie 1901, p. 364).

AURE. — Thèse de Bordeaux 1902-03, Des abcès de l'orbite (abcès primitifs et abcès secondaires)

GAYET.— Sur une panophtalmie infectieuse d'origine microbienne. Son analogie avec l'ostéomyélite infectieuse (Arch. d'Ophtamologie 1887, VII, page 161).

GARIPUY. — Toulouse médical. N° du 15 juin 1905. Sinusite frontale. Phlegmon orbitaire, abcès du cervau.

GUILLEMIN ET TERSON. — Complications orbitaires et oculaires des diverses sinusites (Gazette des Hôp., p. 392. 1892)

HAMBARTZOUMIAN. — Accidents méningitiques consécutifs aux corps étrangers de l'orbite. (Thèse de Nancy 1900-01)

KŒBEL. — Rapport statistique des cas de mort par abcès du sinus frontal (Beitrage fur Klin. Chirurg. XXV. Heft 2).

KALT ET GALESCEANO. — Périsinusite frontale (Société française d'opht. de Paris, mars 1903).

LENORMANT (Ch.) — Chirurgie de la face et du cou.

LIMBURG. — L'empyème du sinus frontal (Thèse Iéna 1898).

LERMOYEZ. — Diagnostic des abcès du sinus maxillaire (Sem méd. p. 45. 1893).

LAPIERRE.— Panophtalmie et méningite cérébro-spinale (Thèse de Lyon 1901-02)

MOURET J. — Rapports du sinus frontal avec les cellules ethmoïdales.

MICHEL. — Des abcès et fistules orbitaires dans le cours des sinusites frontales. (1895-96) Thèse de Paris.

ORTEGA. — Empyème du sinus frontal (1895-96) Thèse de Paris.

PLANCHU. — Trépanation pour abcès cérébral consécutif à une sinusite frontale (Lyon médical 29 nov. 1896).

PITIOT. — Abcès du sinus frontal (th. de Lyon 1888-89).

PERGENS. — Phlegmon de l'orbite (Ann. d'oculistique. Oct. 1895).

RAMAGE. — Abcès aigu du sinus frontal simulant un phlegmon orbitaire (The Lancet 1894)

ROMIÉ. — De l'exophtalmie. (Recueil d'optalmologie, t. I. 1879).

ROLLET. — Deux observations de phlegmons de l'orbite symptomatiques de sinusite frontale.

RAFIN. — Des complications intracrâniennes des inflammations du sinus frontal (Archives générales de médcine 1897. VIII° série, tome VIII, p. 409 et 698).

RAPHAEL Bois. — Archives générales de médecine. Etude sur les fistules du sinus frontal.

Revue d'Ophtalmologie. — Année 1888, page 245.

SALVA. — Des complications inflammatoires de l'orbite dans les sinusites maxillaires. (Thèse de Paris 1895)

STANCULÉANU. — Rapports anatomiques et pathologiques entre les sinus de la face et l'appareil orbito-oculaire. (Thèse de Paris 1902).

SICHEL. — Phlegmon de l'orbite (Arch. génér. de médecine, p. 448).

TESTUT et JACOB. — Anatomie topographique. Tome I.

TOUBERT J. — De l'évidement fronto-ethmoïdal. (Archives internationales de laryngologie).

TRINITÉ. — Sinosites et traitement (Thèse de Paris 1897-98).

TAVIGNOT — Phlegmon orbitaire (Gaz. méd. de Paris, page 375).

VIEUSSE. — De l'empyème du sinus frontal et de ses complications orbitaires. (Recueil d'ophtal., 1908, p. 400).

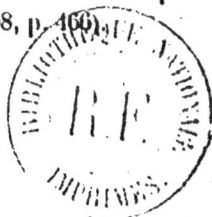

SERMENT

En présence des Maîtres de cette École, de mes chers condisciples, et devant l'effigie d'Hippocrate, je promets et je jure, au nom de l'Être suprême, d'être fidèle aux lois de l'honneur et de la probité dans l'exercice de la Médecine. Je donnerai mes soins gratuits à l'indigent, et n'exigerai jamais un salaire au-dessus de mon travail. Admis dans l'intérieur des maisons, mes yeux ne verront pas ce qui s'y passe ; ma langue taira les secrets qui me seront confiés, et mon état ne servira pas à corrompre les mœurs ni à favoriser le crime. Respectueux et reconnaissant envers mes Maîtres, je rendrai à leurs enfants l'instruction que j'ai reçue de leurs pères.

Que les hommes m'accordent leur estime si je suis fidèle à mes promesses ! Que je sois couvert d'opprobre et méprisé de mes confrères si j'y manque !

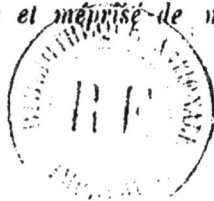

www.ingramcontent.com/pod-product-compliance
Lightning Source LLC
Chambersburg PA
CBHW070746220326
41520CB00052B/2177